BEI GRIN MACHT SICH IHR WISSEN BEZAHLT

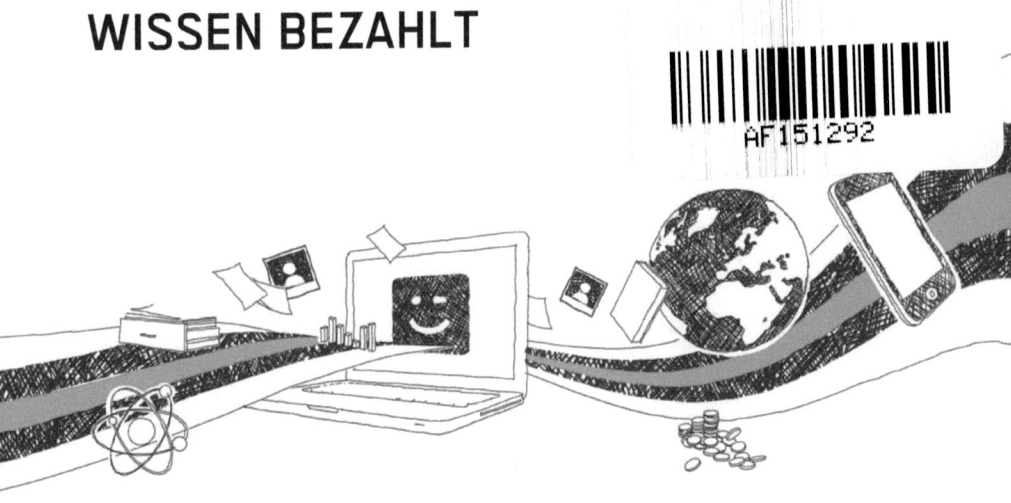

- Wir veröffentlichen Ihre Hausarbeit, Bachelor- und Masterarbeit

- Ihr eigenes eBook und Buch - weltweit in allen wichtigen Shops

- Verdienen Sie an jedem Verkauf

Jetzt bei www.GRIN.com hochladen und kostenlos publizieren

GRIN

Bibliografische Information der Deutschen Nationalbibliothek:

Die Deutsche Bibliothek verzeichnet diese Publikation in der Deutschen National-bibliografie; detaillierte bibliografische Daten sind im Internet über http://dnb.d-nb.de/ abrufbar.

Impressum:

Copyright © 2009 GRIN Verlag, Open Publishing GmbH
Druck und Bindung: Books on Demand GmbH, Norderstedt Germany
ISBN: 9783640544271

Dieses Buch bei GRIN:

http://www.grin.com/de/e-book/144737/die-bedeutung-der-deliktpraevention-bei-schizophrenie

Daniela Ische

Die Bedeutung der Deliktprävention bei Schizophrenie

GRIN Verlag

GRIN - Your knowledge has value

Der GRIN Verlag publiziert seit 1998 wissenschaftliche Arbeiten von Studenten, Hochschullehrern und anderen Akademikern als eBook und gedrucktes Buch. Die Verlagswebsite www.grin.com ist die ideale Plattform zur Veröffentlichung von Hausarbeiten, Abschlussarbeiten, wissenschaftlichen Aufsätzen, Dissertationen und Fachbüchern.

Besuchen Sie uns im Internet:

http://www.grin.com/

http://www.facebook.com/grincom

http://www.twitter.com/grin_com

Hamburger Fern-Hochschule

Studiengang Pflegemanagement

Kassel

Studienfach Gesundheitswissenschaft

PM-GEW-P12-090829

Hausarbeit zum Themenkomplex:

Zur Epidemiologie und Versorgungssituation

psychischer Erkrankungen

Die Bedeutung der Deliktprävention bei Schizophrenie am Beispiel des Nds. Landeskrankenhaus Moringen

Herbstsemester

von

Daniela Ische

Abgabedatum: 29.08.09

Daniela Ische

Daniela Ische

Abkürzungsverzeichnis:

d.h.   das heißt
et. al.   et alii (männlich), et aliae (weiblich)
f   folgende
ff   fortfolgende
ICD   International Classification of Diseases
Nds. MVollzG   Niedersächsisches Maßregelvollzugsgesetz
Nds. LKH   Niedersächsisches Landeskrankenhaus
StGB   Strafgesetzbuch
StPO   Strafprozessordnung
Tab.   Tabelle
TCO   Threat, Control, Override
u.a.   unter Anderem
URL   Uniform Resource Locator
vgl.   vergleiche
WHO   World Health Organisation
z.B.   zum Beispiel

Vorwort

Es würde oftmals umständliche Formulierungen bedürfen, um den weiblichen wie auch männlichen Sprachgebrauch gerecht zu werden. Doppelformulierungen können den Lesefluss erschweren. Deshalb habe ich mich in dieser Arbeit für die männliche Form entschieden.

Gemeint ist aber ebenfalls die weibliche Form.

1 Einleitung

Stellen sie sich vor sie sind ein Agent beim Geheimdienst. Sie stellen fest, dass dessen Machenschaften kriminell sind und versuchen auszusteigen. Doch ab jetzt müssen sie um ihr Leben fürchten. Nach und nach wird Ihnen klar, dass der Geheimdienst alles perfekt geplant hat. Sogar Ihr Obermieter gehört dazu und bespitzelt Sie. Sie ziehen sich zurück versuchen nicht entdeckt zu werden und öffnen nicht die Tür. Denn das könnte der Obermieter sein, der Sie zum Schweigen bringen soll.

Eines Tages macht sich Jemand an Ihrer Tür zu schaffen. Sie haben Angst. Sie gehen in die Küche und nehmen sich dort ein Messer. Bereit sich zu verteidigen. Dann geht die Tür auf und Ihr besorgter Obermieter kommt zusammen mit dem Hausmeister herein.

Sie sehen in den beiden Personen Auftragskiller, die Sie zum Schweigen bringen wollen. Sie gehen auf beide mit dem Messer los und stechen sie nieder. Erschrocken über das Blut und Ihre Tat sacken Sie zu Boden und zittern vor Angst.

Mit diesem fiktiven Fall soll die Perspektive des Patienten dargestellt werden. Er dient als Ausgangspunkt für die Darstellung eines Unterbringungsverlaufs in der Psychiatrie.

Als Beispiel dient das Niedersächsische Landeskrankenhaus Moringen (Nds.LKH) indem psychisch kranke Straftäter behandelt werden. Aus der Darstellung eines typischen Unterbringungsverlaufs sollen die Probleme für schizophrene Patienten verdeutlicht werden.

Hauptaugenmerk wird in dieser Abhandlung auf die Bedeutung der Deliktprävention für den Patienten gelegt.

Die Bedeutung für die Wirtschaft, die Institution Psychiatrie, die Öffentlichkeit (Opferschutz) oder der Volkswirtschaft werden in dieser Arbeit nicht aufgegriffen.

Im Zentrum steht die Frage, welche Ansatzpunkte für eine Prävention bei Schizophrenie vorhanden sind und wie nahezu unmöglich eine erfolgreiche Behandlung eines bereits straffällig gewordenen Patienten aufgrund der erforderlichen Sicherheitsmaßnahmen ist.

Zuvor jedoch wird das Krankheitsbild mit seinen spezifischen Symptomen dargestellt.

Im Anschluss wird der Verlauf skizziert und das Risikopotential herausgearbeitet.

Hans – Ludwig Kröber hat in seinem Artikel „Kann man die akute Gefährlichkeit schizophren Erkrankter erkennen" 15 Risikobereiche formuliert, die hier aufgegriffen und auf ihr Präventionspotential hin überprüft werden sollen.

(vgl. Kröber 2008: S. 134)

2 Vorstellung des Krankheitsbild - Schizophrenie

Es werden die Symptome, der Verlauf der Erkrankung sowie ihrer Ätiologie dargestellt, um anschließend im Rahmen der Gefahrenprognose darauf zurückzugreifen.

Von der ICD-10 Klassifikation wird Schizophrenie folgendermaßen definiert:

> „Die schizophrenen Störungen sind im allgemeinen durch grundlegende und charakteristische Störungen von Denken und Wahrnehmung sowie inadäquate oder verflachte Affekte gekennzeichnet. Die Klarheit des Bewusstseins und die intellektuellen Fähigkeiten sind in der Regel nicht beeinträchtigt. Im Laufe der Zeit können sich jedoch gewisse kognitive Defizite entwickeln."
>
> (WHO 2008: S. 111)

Die Symptome einer Schizophrenie werden in Positiv- und Negativsymptome aufgeteilt. Die Tabelle 1 zeigt eine Gegenüberstellung.

Positivsymtome	Negativsymptome
Halluzination	Alogie (Sprachverarmung)
Wahnphänomen	Affektverarmung
Formale Denkstörungen	Apathie (Teilnahmslosigkeit)
Bizarres oder desorganisiertes Verhalten	Ahedonie (Unfähigkeit Freude zu empfinden)
	Aufmerksamkeitsstörungen

Tab. 1:Positiv- und Negativsymptome einer Schizophrenie.

(Eigene Darstellung, vgl. Möller et.al. 2001: S.143)

Die Erkrankung kann kontinuierlich oder in Phasen verlaufen. Die Prodromalphase (Vorläuferphase) verläuft oft mit eher untypischen Symptomen wie Unruhe, Depression und Angst. Positiv- Symptome (z.b. Halluzination/ Wahn) treten hier meistens noch nicht auf oder zeigen sich sehr abgeschwächt, was eine Diagnosestellung erschwert.

In der Akutphase kommt es dann zu überwiegend psychotischen Symptomen wie Halluzinationen und Wahnerlebnissen, welche eine Diagnosestellung vereinfachen. Es zeigen sich Auffälligkeiten im alltäglichen Leben wie z.b. der Rückzug aus sozialen Rollen und zwischenmenschlichen Beziehungen.

In der Remissionsphase (Rückbildungsphase) kommt es zum Abklingen der Positivsymptomatik und einem Erschöpfungszustand, der durch Depression und Negativsymptomatik gekennzeichnet ist.

Allgemein kann eine Phase mit einer vollständigen oder unvollständigen Remission abschließen. Bei einer unvollständigen Rückbildung bleiben Restsymptome (meistens Negativsymptome) der Erkrankung zurück.

Die Ursachen für die Entstehung der Schizophrenie sind bis heute nicht genau festzulegen. Hans-Jürgen Möller et.al. sprechen von einer multifaktoriellen Genese. Als Ursachen zählen sie genetische-, zerebrale- sowie psychosoziale Faktoren auf.

Eine weitere Theorie ist das Vulnerabilitäts-Stress-Modell welches das Vorhandensein prädisponierender Faktoren und eines gleichzeitigen Auslösers (Stress / Lebensumstände) als Ursache für die Erkrankung beschreibt.

(vgl. Möller et.al. 2001:S.134ff)

3 Gefahrenpotential der Erkrankung

Nachdem nun das Krankheitsbild vorgestellt wurde, soll die Frage betrachtet werden, was eigentlich dazu führt, dass ein schizophrener Patient straffällig wird.

3.1 Symptomatik und Komorbidität

Ob psychisch kranke Menschen gewalttätiger sind als gesunde wird in der Literatur kontrovers diskutiert.

Reinhard Haller schreibt, dass die Schizophrenie eine Erkrankungen ist, die ein erhöhtes Risiko für Eigen- und Fremdgefährdung mit sich bringt. Weitere Faktoren, die das Gewaltrisiko erhöhen sind, männliches Geschlecht, die Begleitdiagnose Persönlichkeitsstörungen und gleichzeitiger Substanzmissbrauch (Alkohol, Cannabis) sowie fehlende Behandlung und sozialer Rückzug.

(vgl. Haller 2005: 145; Seliger, Kröber 2008: S.125)

Auch eine mangelnde Compliance der Patienten, d.h. fehlende Mitwirkung an der Behandlung und mangelnde Krankheitseinsicht (z.b. Verweigerung der Medikamente) wird als Risiko gewertet.

(vgl. Seliger, Kröber 2008: 125)

Bei der Schizophrenie schreibt Hans-Ludwig Kröber vor allem den Positivsymptomen eine aggressionsfördernde Wirkung zu.

Hierzu zählen: Halluzination und Wahnvorstellungen.

In der Literatur werden sie auch TCO Symptome (T=Threat, C=Control, O=Override) genannt. Dies bedeutet das Erleben einer Bedrohung (Threat), kontrolliert sein von äußeren Mächten (Control), kombiniert mit dem Gefühl ausgeliefert zu sein und beginnender Überwältigung (Override). (vgl. Kröber 2008: S.132)

Hieraus resultieren 3 Grundmuster von Taten die Hans-Ludwig Kröber beschreibt.

A. Impulsiv begangene Taten im Rahmen einer akuten paranoid-halluzinatorischen Symptomatik.

B. Sorgfältig geplante Taten aus einem chronisch entwickelten Wahnsystem heraus.

C. Taten mit geringerer Intensität welche aus der Krankheitsbedingten Persönlichkeitsveränderung und des sozialen Abstiegs resultieren. (vgl. Kröber 2008: S. 132)

In einleitenden Beispiel liegt das Grundmuster A vor.

Für die Einschätzung einer Gefährlichkeit bedeutet dies, sich zunächst Informationen über den Inhalt des Wahns zu verschaffen.

Aspekte des Wahn, die auf ein sich entwickelndes Gefahrenpotential hinweisen, müssen exploriert werden.

Hans-Ludwig Kröber beschreibt die zu explorierenden Aspekte angelehnt an die Grundmuster schizophrener Täter.

Grundmuster A:

1. Inhalt des Wahns:

   Hier geht es darum zu erfassen um was es sich bei dem Wahn handelt und wie er sich auf dem Patienten auswirkt. Fühlt sich der Patient bedroht oder zu einer Handlung gedrängt? Hat der Wahn aggressive Inhalte?

2. Vorliegen quälender Leibhalluzinationen und Zöenästhesien (Leibmissempfindungen)

   Werden diese von dem Patienten eventuell als Zeichen einer akuten Bedrohung, Strafe oder sogar Folter der Verfolger gesehen, welche den Betroffenen zum Handeln drängen?

3. Angst und Panik:

Wie hoch ist das aus der Situation entstandene Angstlevel? Je größer die Angst und je geringer die Chance der Situation auszuweichen, desto stärker der Handlungswille.

4. Konfrontation und Überforderung

Ist der Betroffene hierzu noch in einer Situation die ihn überfordert und die ihm keine Rückzugsmöglichkeit bietet, kann auch dies eine aggressive Reaktion fördern.

Grundmuster B:

Oft geht es hierbei um den Kampf Gut gegen Böse. Es manifestiert sich der Wahn an Personen die es entweder zu retten oder zu vernichten gilt.

Ein Beispiel ist eine Mutter die in Ihrem Kind den Teufel sieht und es nur durch den Tod retten kann. Hier kann es zu Schwankungen zwischen Gut und Böse kommen.

Grundmuster C:

Meistens handelt es sich um kleinkriminelle Handlungen die aus dem sozialen Abstieg, dem begleitenden Substanzmissbrauch oder der Persönlichkeitsveränderung der schizophrenen Personen resultieren. Dazu kommt die mangelnde Fähigkeit sich symptombedingt sozial zu Integrieren. (vgl. Kröber 2008: 132f)

Ein Beispiel hierfür ist die Beschaffungskriminalität.

3.2 Präventionsmöglichkeiten

Die Schilderungen der Grundmuster verdeutlichen, dass eine Reihe von Faktoren nötig sind, bis es zu einer Straftat kommt. Kröber hat 15 Risikomerkmale beschrieben die auf ein Gefahrenpotential hinweisen. Der Autor gibt an, dass nicht alle Indikatoren bisher überprüft wurden.(vgl. Kröber 2008: S.134) Zusammen mit Markus Seliger evaluierte er in einer Studie über die Ursachen der steigenden Patientenzahlen im Maßregelvollzug in Berlin, einige der Indikatoren. Sie kamen zu dem Ergebnis dass Drogenmissbrauch zusammen mit fehlender Krankheitseinsicht und andauernde Verweigerung von Neuroleptika vermehrt zu wahnhaften Delikten führen kann. (vgl. Seliger, Kröber 2008: S.126) Im Folgenden sollen diese kurz aufgezählt werden, um darauf aufbauend die einzelnen Punkte auf eine praktikable Integration in den Behandlungsalltag hin zu überprüfen.

1. Frühere rechtswidrige Taten
2. TCO Symptome
3. Destruktive Wahninhalte, Bedrohung
4. Leibhalluzinationen und Zönästhesien
5. Angst
6. Wahnmanifestation auf nahestehende Personen als Feind
7. Aggressives Verhalten, Besorgen / Tragen von Waffen
8. Suizidversuche oder Ankündigungen
9. Substanzmissbrauch
10. Unangemessenes Verhalten
11. Sozialer Abstieg
12. Dissozialität
13. Fehlende Compliance
14. Sozialer Rückzug, Isolation
15. Therapiefeindliches soziales Umfeld (vgl. Kröber 2008: S. 134)

Die aufgezählten Punkte können direkt vom Patienten im Anamnesegespräch durch gezielte Fragen und einer geschulten Krankenbeobachtung erhoben werden. Jedoch ist nicht bei allen Punkten eine ehrliche und umfassende Information zu erwarten.

Mögliche Quellen für eine umfassende Anamnese zählt Harald Stefan et. al. in seinem Buch Praxishandbuch Pflegeprozess auf. Hierzu zählen u.a., Aussagen des Patienten, Messdaten, Krankengeschichte, Gutachten, Angehörige, Hausarzt, Hauspflegepersonal. (vgl. Stefan et.al. 2006: S.57)

Tabelle 2, im Anhang, zeigt die Auflistung der Risikofaktoren und mögliche Quellen aus denen Informationen gewonnen werden können. Frühere Delikte lassen sich möglicherweise nur durch polizeiliche Informationen tatsächlich prüfen.

Neben dem Patienten selbst sind die Angehörigen der wichtigste Ansprechpartner für die nötige Exploration der Daten.

Die Krankenpflege kann nahezu alle Angaben über eine geschulte Krankenbeobachtung evaluieren. Durch den Aufbau einer Vertrauensbeziehung im Rahmen der Bezugspflege können wertvolle Informationen erlangt werden.

Ein Arzt kann die Diagnose stellen, Symptome abgrenzen, Begleitdiagnosen wie eine Persönlichkeitsstörung feststellen und weitere Untersuchungen veranlassen.

Über Laborkontrollen lässt sich ein möglicher Drogenkonsum abklären. Die gesammelten Daten müssen dann in geeigneter Form zusammengetragen und für eine Verlaufskontrolle gespeichert werden.

Es stellt sich nur die Frage wie die einzelnen Risikofaktoren zu gewichten sind und ab welcher Anzahl von Faktoren welche Maßnahmen sinnvoll sind. Bisher wird in der Literatur den Faktoren Substanzmissbrauch, Persönlichkeitsstörung, mangelnde Compliance sowie frühere Delikte die größte Bedeutung zugesprochen.

(vgl. Kröber 2008: 132; Seliger, Kröber 2008: 125)

Grundsätzlich jedoch sollte hieraus zu erkennen sein, dass es ein Risiko gibt und es eine wichtige Aufgabe ist, das zu erkennen. (vgl. Traub, Weithmann 2008: 119)

Dazu müssen die Patienten für die Behandler erreichbar sein.

Traub und Weithmann stellten in ihrer Studie fest, dass von den untersuchten Maßregelpatienten über 80% zuvor von der ambulanten Psychiatrie durch einen Behandlungsaufenthalt erreichbar gewesen wären. (vgl. Traub, Weithmann 2008: 115).

Auch Angehörige sollten darauf geschult werden gezielt auf entsprechende Anzeichen zu achten und geeignete Maßnahmen einzuleiten.

Hausärzte spielen ebenfalls eine wichtige Rolle. Sie können zum Beispiel die medikamentöse Behandlung sicherstellen und ggf. eine Einweisung veranlassen.

Zur Exploration ist eine Checkliste ähnlich wie die Broset – Gewalt - Skala vorstellbar. Sie dient der Einschätzung bei der Aufnahme in der Allgemeinpsychiatrie, um notwendige Schutzmaßnahmen ergreifen zu können. (vgl. Stefan et.al. 2006: S.312ff)

Dies fordert auch Kröber und verweist auf den HCR-20, ein Diagnoseinstrument zur Risikoeinschätzung bei Prognosegutachten. Welches hierfür herangezogen werden könnte. (vgl. Kröber 2008: 134).

Als Maßnahmen wäre eine entsprechende Anbindung an ambulante Pflegedienste hilfreich, die sich regelmäßig ein Bild über den Betroffenen verschaffen können. Dazu müsste aber eine psychiatrische häusliche Pflege erst geschaffen werden, um die Patienten in ihrem privaten Umfeld aufsuchen zu können.

(vgl. Seliger, Kröber 2008: 127)

4 Vorstellung des Maßregelvollzugs

Im Kapitel 4 wird der Maßregelvollzug vorgestellt zunächst werden hierzu bestehende juristische Grundlagen beschrieben, bevor die Problematik im Anschluss daran am Beispiel des Nds. LKH Moringen veranschaulicht wird. Bezogen auf den einleitenden Fall wird ein möglicher Unterbringungsverlauf eines schizophrenen Patienten skizziert.

4.1 Juristische Grundlagen

Das Nds. LKH Moringen ist eine Fachklinik für größtenteils forensisch (gerichtlich) untergebrachte Patienten.

Die wichtigsten juristischen Grundlagen für eine forensische Unterbringung sind das Strafgesetzbuch (StGB), das Niedersächsische Maßregelvollzugsgesetz (Nds.MVollzG) und die Strafprozessordnung (StPO).

Ein Auszug der wichtigsten Paragraphen werden im folgenden zitiert.

§126a Strafprozessordnung (StPO)

„(1) Sind dringende Gründe für die Annahme vorhanden, daß jemand eine rechtswidrige Tat im Zustand der Schuldunfähigkeit oder verminderten Schuldfähigkeit (§§ 20, 21 des Strafgesetzbuches) begangen hat und daß seine Unterbringung in einem psychiatrischen Krankenhaus oder einer Entziehungsanstalt angeordnet werden wird, so kann das Gericht durch Unterbringungsbefehl die einstweilige Unterbringung in einer dieser Anstalten anordnen, wenn die öffentliche Sicherheit es erfordert."(§126a StPO i.d.F.v. 12.08.2005)

§63 Strafgesetzbuch (StGB)

Unterbringung in einem psychiatrischen Krankenhaus.

„(1) Hat jemand eine rechtswidrige Tat im Zustand der Schuldunfähigkeit (§20 StGB) oder verminderten Schuldfähigkeit (§21 StGB) begangen, so ordnet das Gericht die Unterbringung in einem Psychiatrischen Krankenhaus an, wenn die Gesamtwürdigung des Täters und seiner Tat ergibt, daß [!] von ihm infolge seines Zustandes erhebliche rechtswidrige Taten zu erwarten sind und er deshalb für die Allgemeinheit gefährlich ist." (§63 StGB i.d.F.v 31.10.2008: S. 33)

§64 StGB

Unterbringung in einer Entziehungsanstalt.

„(1) Hat jemand den Hang, alkoholische Getränke oder andere berauschende Mittel im Übermaß zu sich zu nehmen, und wird er wegen einer rechtswidrigen Tat, die er im Rausch begangen hat oder die auf seinen Hang zurückgeht, verurteilt oder nur deshalb nicht verurteilt, weil seine Schuldunfähigkeit erwiesen oder nicht auszuschließen ist, so ordnet das Gericht die Unterbringung in einer Erziehungsanstalt an, wenn die Gefahr besteht, daß [!] er infolge seines Hangs erhebliche rechtswidrige Taten begehen wird." (§64 StGB i.d.F.v 31.10.2008: S. 33)

Das Niedersächsische Maßregelvollzugsgesetz (Nds.MVllzG) regelt die freiheitsentziehenden Maßregeln der Besserung und Sicherung in einem psychiatrischen Krankenhaus.

§2 Grundsätze:

„(1) Ziel einer Unterbringung in einem Psychiatrischen Krankenhaus ist es, den Untergebrachten soweit wie möglich zu heilen oder seinen Zustand soweit zu bessern, dass er nicht mehr gefährlich ist." (§2 Nds.MVollzG i.d.F.v. 17.12.1991: S. 1f)

„(2) So weit wie möglich soll der Vollzug den allgemeinen Lebensverhältnissen angeglichen werden und den Untergebrachten auf eine selbständige Lebensführung vorbereiten. Seine familiäre, soziale und berufliche Eingliederung soll gefördert werden."

(§2 Nds.MVollzG i.d.F.v. 17.12.1991: S. 1)

Unter anderem ist hier auch die Behandlung, Einschränkung der Grundrechte und andere für die Unterbringung relevante Aspekte geregelt. (vgl. Nds.MVollzG)

Bedeutend für meine Arbeit ist die Lockerungsregelung im Nds.MVollzG.

Im § 15 heißt es unter anderem:

„(2) Dem Untergebrachten können Lockerungen des Vollzugs oder Urlaub gewährt werden, wenn zu erwarten ist, daß [!] dadurch das Ziel der Unterbringung gefördert wird und wenn nicht zu befürchten ist, daß [!] der Untergebrachte die ihm eingeräumten Möglichkeiten mißbrauchen [!], insbesondere sich oder die Allgemeinheit gefährden wird."

(vgl. §15 Nds.MVollzG i.d.F.v. 17.12.1991: S. 4f)

„(5) Vor der Bewilligung von Freigang, Ausgang oder Urlaub ist die Vollstreckungsbehörde zu hören."

(vgl. §15 Nds.MVollzG i.d.F.v. 17.12.1991: S. 5)

In einem Erlass zum §15 vom 19.07.2006 wird bei erstmaliger Lockerung der Unterbringung (Unbegleitete Ausgänge) zusätzlich zu der Vollstreckungsbehörde, die Stellungnahme einer Prognosekommission gefordert. Diese besteht aus mindestens zwei externen Psychiatern, die zur Gefahr des Lockerungsmissbrauchs Stellung nehmen sollen.

(vgl. Ausführungsbestimmung zu §15 Abs. 5 Nds. MVollzG vom 19.07.2006)

4.2 Informationen zum Nds. LKH Moringen

Nach Angaben des stellvertretenden Pflegedirektors befinden sich zurzeit insgesamt 406 Patienten im Nds. LKH in Behandlung. (Fleckenstein, H. mündliche Auskunft vom 26.05.09)

Das sind mehr als ein Drittel der insgesamt in Niedersachsen behandelten Maßregelvollzugspatienten. (vgl. Michel Pientka et al. 2007: S.179)

Kostenträger ist das Niedersächsische Ministerium für Soziales, Frauen, Arbeit und Gesundheit in Hannover.

Das Landeskrankenhaus hat den Versorgungsauftrag für das Bundesland Niedersachsen.

Das therapeutische Angebot umfasst ärztliche Diagnostik und Therapie, psychiatrische Krankenpflege (mit Milieutherapie, Kompetenztraining, Kommunikation, u.s.w) Psychotherapie, Soziotherapie, Ergotherapie sowie Physiotherapie. Aus allen Bereichen setzt sich ein multiprofessionelles Behandlungsteam zusammen welches, gemeinsam mit dem Patienten, das Ziel seiner Wiedereingliederung in die Gesellschaft verfolgt.

Ein weiterer Auftrag ist die Sicherung der Patienten und der Schutz der Gesellschaft vor Straftaten. Somit vollzieht sich in der Forensik ein Spagat zwischen Sicherung und Therapie.

(Fleckenstein, H. mündliche Auskunft vom 26.05.09) (vgl. Schmidt-Quernheim, Hax-Schoppenhorst 2008: S 93ff)

4.3 Beispiel eines Unterbringungsverlaufes

Nehmen wir den Fall aus der Einleitung. Hier hat der an Schizophrenie Erkrankte im Wahn zwei Menschen getötet. Er wird festgenommen und bekommt bei dem Verdacht auf eine krankheitsbedingte Tat den Status eines Untersuchungshäftlings nach §126a StPO (einstweilige Unterbringung). Bis zur Verurteilung bleibt dieser Status.

Wenn der §63 Anwendung findet bleibt der Patient im Maßregelvollzug.

Der Verurteilte ist nun Patient und wird auf der Aufnahmestation solange betreut bis die Postivsymptome gemildert sind und eine akute Eigen- oder Fremdgefährdung ausgeschlossen ist. Unterstützt wird die Entwicklung durch eine strak vorgegebene Tagestruktur und feste Regel zur Erleichterung der Orientierung, sowie entsprechender medikamentöser Unterstützung.

(vgl. Stationskonzept der Station 02, Nds. LKH Moringen)

Jeder Patient wird von einer festgelegten Pflegekraft, der sogenannten Bezugspflegekraft individuell und ressourcenorientiert betreut. Die Aufgabe ist es, gemeinsam mit dem Stationsarzt und dem Patienten, die notwendigen Maßnahmen festzulegen um den Patienten schnellstmöglich auf eine Verlegung vorzubereiten.

Zudem bietet die Aufnahmestation baulich ein hohes Maß an Sicherheitsvorkehrungen.

Ist dieser Zeitpunkt erreicht, wird der Patient nach ärztlicher Anordnung auf eine geeignete Station verlegt. Dort werden nach und nach größere Anforderungen an die Tagesstrukturierung und die Selbstständigkeit gestellt. Verpflichtung zu Gruppenveranstaltungen und Ergotherapie dienen der Förderung der sozialen Kompetenz und reduzieren die Rückzugsmöglichkeiten.

(vgl. Stationskonzept Station 08 Nds. LKH Moringen)

Kommt es in dieser Phase zu Krisen, können sie mit einer zeitweisen Rückverlegung auf die Aufnahmestation kompensiert werden.

Wie schon im Kapitel 2 erwähnt, können bei Schizophrene durch den chronischen Verlauf Restsymptome (meist Negativsymptome) übrig bleiben. Dem kann mit entsprechendem Alltagstraining und Aktivierung entgegengewirkt werden. Jedoch steht die Notwendigkeit im Wiederspruch zum Sicherungsauftrag. Solange der Patient für sich und Andere gefährlich ist, sind die Möglichkeiten der Behandlung auf die Station begrenzt.

Daniela Ische

Einmal im Jahr finden die im Nds. MVollzG festgelegten richterlichen Anhörungen statt. Der Richter entscheidet anhand einer Stellungnahme der zuständigen Ärztin und seinem persönlichen Eindruck vom Patienten, ob die Unterbringung fortdauert oder der Patient entlassen werden kann.

Der Patient ist nun gerade wieder soweit, dass er auf die Normalstation zurückverlegt werden kann. Dort fragt er nach 4 Wochen erstmals nach Lockerungen. Der Begriff ist in der Gesetzgebung nicht definiert.

Laut Stolpmann handelt es sich „...um Reduzierungen der Sicherungsmaßnahmen, die baulichen, personellen, institutionellen Sicherungs- und Kontrollvorrichtungen werden schritt- oder stufenweise zurückgenommen." (Stolpmann 2001: 6)

Aus dem zurücknehmen von Sicherung und Kontrolle ergibt sich das gewähren von Freiräumen.

Diese dienen aus therapeutischer Sicht der Erprobung des Patienten.

Pflegerisch werden die Lockerungen zum Beispiel zur Erweiterung des Kompetenztrainings genutzt.

(vgl. Schmidt-Quernheim, Hax-Schoppenhorst 2008: S. 107)

Der erste Schritt ist der Ausgang in Begleitung eines Bediensteten. Darauf folgen u.a. Ausgang in Begleitung von Besuch (z.B. Angehörige) und Ausgang ohne Begleitung. Weitere Schritte bleiben hier unerwähnt können aber auf der Internetseite von dem Nds. Landeskrankenhaus Moringen nachgelesen werden.

Um den Ausgang in Begleitung zu bekommen muss der Patient einen schriftlichen Antrag stellen.

Dieser wird zunächst im Stationsteam, bestehend aus dem zuständigen Krankenpflegepersonal, Sozialpädagoge, Psychologen und dem Stationsarzt, besprochen.

Am nächsten Tag wird der Antrag im Funktionsbereichskonferenz vorgestellt.

Hier sind die pflegerischen Stationsleiter und die ärztlichen Stationsleiter eines Funktionskreises (Abteilung) sowie die Sicherheitsbeauftragten und die zuständigen Oberärzte anwesend.

Anschließend muss der Antrag noch in der Klinikkonferenz vorgelegt werden. Hier sind alle Ärzte und Oberärzte sowie der ärztliche Direktor, Sozialpädagogen, Psychologen, Ergotherapeuten, Pädagogen, Sicherheitsbeauftragten und alle pflegerischen Funktionsbereichsleiter zugegen. Ist der Antrag in allen Gremien befürwortet worden kann die Lockerung genutzt werden.

Handelt es sich um einen Erstantrag ohne Begleitung (z.B. Einzelausgang), so wird dieser im Anschluss der Staatsanwaltschaft vorgelegt.

Die Staatsanwaltschaft wird um eine schriftliche Stellungnahme zur Lockerungsanfrage gebeten. Erst wenn diese ebenfalls zustimmt kann der Patient die Lockerung nutzen.

(vgl. Schott 2009: S.1)

Seit dem Erlass zum § 15 Nds.MVollzG von 2006, muss zuvor noch ein Prognosegutachten erstellt werden. (vgl. Ausführungsbestimmung zu §15 Abs. 5 Nds. MVollzG vom 19.07.2006)

Das hat zur Konsequenz, dass der Patient viele Anträge stellen und lange Zeit gesundheitlich stabil sein muss, um einen gewissen Status überhaupt erreichen zu können.

Ein Schizophrener kann nicht selbst beeinflussen, wann der nächste Krankheitsschub kommt.

Nach dem Vulnerabilitäts-Stress-Modell kann Stress einen neuen Schub auslösen. Je nach Intensität kann das eine Rückverlegung sowie ein Verschieben der beantragten Lockerungen auf eine stabilere Phase bedeuten.

In diesem Beispiel vergeht die Zeit und mit jedem Krankheitsschub verschlechtert sich der Allgemeinzustand des Patienten.

Die Negativsymptome verstärken sich. Wie im Kapitel zwei erwähnt stehen dabei aggressionshemmende Symptome wie z.B. Antriebslosigkeit im Vordergrund. Zudem hat der Patient in der Zwischenzeit gelernt mit seinen Halluzinationen und Wahnvorstellungen offen umzugehen und Strategien entwickelt dagegen zusteuern. Es wird eine Verlegung auf die Resozialisierungsstation angestrebt.

Zusätzliche Voraussetzungen hierfür sind, dass der Patient regelmäßig seine Medikamente nimmt und an der Therapie teilnimmt. Auf der Resozialisierungsstation wird der Patient mehr und mehr außerhalb der Institution begleitet. Es wird schrittweise z.b. das Kompetenztraining erweitert bis hin zur größtmöglichen Selbständigkeit.

Mittlerweile ist der Patient 6 Jahre untergebracht und hat seinen Einzelausgang (Ausgang ohne Begleitung) zweimal pro Woche für eineinhalb Stunden. Diesen nutzt er je nach Tagesform regelmäßig. Der Begriff Tagesform beinhaltet eine Selbsteinschätzung des Patienten und eine Fremdbeurteilung durch das zuständige Pflegepersonal und dem Stationsarzt.

Es ist geplant ihn in ein betreutes Wohnen zu verlegen, weil die Medikamentengabe weiterhin sichergestellt werden muss.

Dafür werden, gemeinsam mit dem Patienten, mehrerer Einrichtungen angesehen. Die vielen Eindrücke verunsichern den Patienten und er bekommt Angst, dass vertraute Umfeld zu verlassen.

Trotz enger pflegerischer und therapeutischer Begleitung gibt es eine erneute Krise und der Patient wird zum Schutz vor Eigen- und Fremdgefährdung auf die Wachstation zurückverlegt. Nach vier Wochen kommt er zurück und nach weiteren vier Wochen werden die ersten Lockerungen wieder eingesetzt. Der Plan für das Probewohnen wird zunächst verschoben.

Eine Entlassung aus der Maßregel wird nur befürwortet, wenn sichergestellt ist, dass keine rechtswidrigen Taten mehr zu erwarten sind. Dies wird unabhängig von dem Delikt nach der potentiellen Gefährdung bewertet. (vgl. Schmidt-Quernheim, Hax-Schoppenhorst 2008: S. 27)

5 Fazit

Rufen wir uns nochmal ins Gedächtnis, unser Patient hätte die Tat nicht begangen, wenn er nicht aufgrund seiner Krankheit die Situation verkannt hätte. Wäre zu diesem Zeitpunkt die Erkrankung schon erkannt, hätte man geeignete Maßnahmen ergreifen können, um den Verlauf zu überwachen. Schizophrene Täter sind Opfer ihrer Erkrankung. Sie sind auf den Schutz der psychiatrischen Betreuung angewiesen. Diese Tatsache sowie die Darstellung des Unterbringungsverlaufs haben gezeigt wie wichtig es für Patienten ist, präventiv zu handeln.

Gerade der soziale Rückzug und die mangelnde Compliance sorgen nicht nur für ein erhöhtes Deliktrisiko sonder auch dafür, dass der Patient sich nicht selbständig in Behandlung begibt. Hier bedarf es einer sozialen Kontrolle der Familie oder einer entsprechenden Institution.
Um das zu gewährleisten, sollten entsprechende Schulungsmaßnahmen für Angehörige geschaffen werden. Außerdem könnte ein ambulanter psychiatrischer Pflegedienst eingesetzt werden, um eine professionelle Verlaufskontrolle zu gewährleisten.

Im Kapitel 3 konnten eine Vielzahl an Präventionsmöglichkeiten aufgezeigt werden. Sie setzen Erfahrung und Kenntnisse im Bereich der Schizophrenie voraus, sind jedoch für qualifiziertes Pflegepersonal anwendbar. Es fehlt jedoch an einem praktikablem Konzept.

Ein Schwieriges Thema ist die Frage, wie man dem Patienten helfen kann, wenn dieser nicht will. Dieses Phänomen habe ich oft in meinem Berufsalltag als Fachkraft für psychiatrische Pflege erlebt, daher ist diese Fragestellung durchaus ein Thema für eine weitere Hausarbeit.

Die Darstellung des Unterbringungsverlaufs und das Beispiel Nds. LKH Moringen hat gezeigt vor welchen Schwierigkeiten das Behandlungsteam steht. Sie sollen einerseits dafür sorgen, dass keine Straftaten begangen werden und andererseits den Patienten auf ein selbständiges Leben in der Gesellschaft vorbereiten.

In dieser Arbeit ist nicht nur die Bedeutung für eine Deliktprävention zum Ausdruck gebracht, sondern auch Ansatzpunkte dafür aufgezeigt worden. Diese Erkenntnisse sind erste Schritte und sollen einen Anstoß für Bemühungen geben, die vorhandenen Lücken im Behandlungssystem zu schließen.

6 Literaturverzeichnis

Fleckenstein, H. (2009): Stellvertretender Pflegedirektor des Nds. LKH Moringen, mündlich vom 26.05.09

Haller, R. (2005): Was macht den psychisch kranken gewalttätig? In: Psychiatria Danubina 05/Vol. 17: S.143-153

Kröber, H.-L. (2008): Kann man die akute Gefährlichkeit schizophren Erkrankter erkennen? In: Forensische Psychiatrie Psychologie Kriminologie 08/02: S.128-136

Möller, H.-J.; Laux, G.; Deister, A.; Braun-Scharm, H. (2001): Psychiatrie und Psychotherapie. 2. Aufl., Stuttgart: Thieme

Niedersächsisches Ministerium (2007): Bericht zur Inneren Sicherheit in Niedersachsen. Online im Internet:
„URL:http://cdl.niedersachsen.de/blob/images/C38066082_L20.pdf
[Stand 28.05.09]"

Schmidt-Quernheim, F; Hax-Schoppenhorst, T. (2008): Professionelle forensische Psychiatrie- Behandlung und Rehabilitation im Maßregelvollzug. 2. Aufl., Bern: Hans Huber

Schott, M. (2009): Procedere bei Sicherheitsrelevanten Entscheidungen, Manuskript des Verfassers, Moringen

Seliger, M.; Kröber, H.-L. (2008): Wurden schizophrene Maßregelpatienten zuvor in der Allgemeinpsychiatrie unzureichend behandelt? In: Forensische Psychiatrie Psychologie Kriminologie. 08/02. S. 120-127

Daniela Ische

Stefan, H.; Eberl, J.; Schalek, K.; Streif, H.; Pointner, H. (2006): Praxishandbuch Pflegeprozess, lernen- verstehen- anwenden. 1. Aufl., Wien: Springer

Stolpmann, G. (2001): Psychiatrische Maßregelbehandlung- Eine Einführung. Göttingen: Hogrefe

Traub, H.-J.; Weithmann, G. (2008): Die psychiatrische Vorgeschichte schizophrener Maßregelpatienten- Rahmenbedingungen der Deliktprävention durch die Allgemeinpsychiatrie. In: Forensische Psychiatrie Psychologie und Kriminologie 08/02: S. 112-119

WHO (2008): Internationale Klassifikation psychischer Störungen – ICD-10. 6. Aufl., München: Huber

Pflegerisches Stationskonzept der Station 02

Pflegerisches Stationskonzept der Station 08

<u>Gesetze:</u>
StPO: Strafprozessordnung vom 12.09.1950, i. d. F. v. 2005, BGBL. (1950) I:49

StGB: Strafgesetzbuch vom 15.05.1871, i. d. F. v. 2008, BGBL. (1871) I:33

Nds.MVollzG: Ausführungsbestimmung zu § 15 Abs. 5 vom 19.07.2006, VORIS 34140 (2006), S. 693

Nds.MVollzG: Niedersächsisches Maßregelvollzugsgesetz vom 01.06.1982, i. d. F. v. 1991, GVBI. (1982) I:1-9

7 Anhang: Tabelle 2 – Informationsquellen zur Risikoanamnese

Quelle / Risikofaktor	Patient	Ärztliche Diagnostik Hausarzt	Angehörige	Kranken-geschichte	Gutachten/ Behörden	Kranken-beobachtung
Frühere rechtswidrige Taten	X		X	X	X	
TCO Symptome	X	X	X			X
Destruktive Wahninhalte, Bedrohung	X	X	X			X
Leibhalluzinationen und Zönästhesien	X	X	X			X
Angst	X					X
Wahnmanifestation auf nahestehende Personen	X	X	X			X
Aggressives Verhalten	X		X		X	X
Suizidversuche oder Ankündigungen	X	X	X	X	X	X
Substanzmissbrauch	X	X	X	X	X	X
Unangemessenes Verhalten	X	X	X	X	X	X
Sozialer Abstieg	X		X	X		
Dissozialität	X	X	X	X	X	X
Fehlende Compliance	X	X	X	X		X
Sozialer Rückzug, Isolation	X		X	X		X
Frühere rechtswidrige Taten	X		X			X

(Eigene Darstellung nach Kröber 2008: S.134; Stefan et al 2006: S. 57)

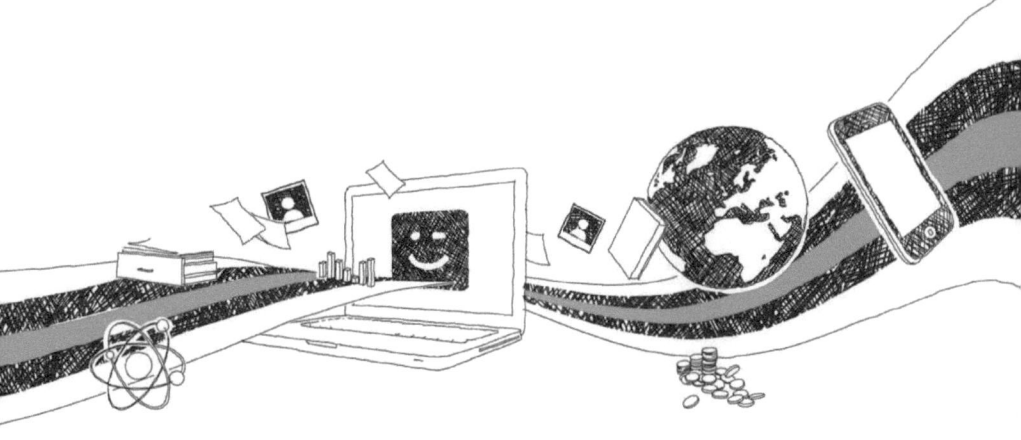
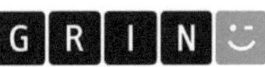